BEI GRIN MACHT SICH IHR WISSEN BEZAHLT

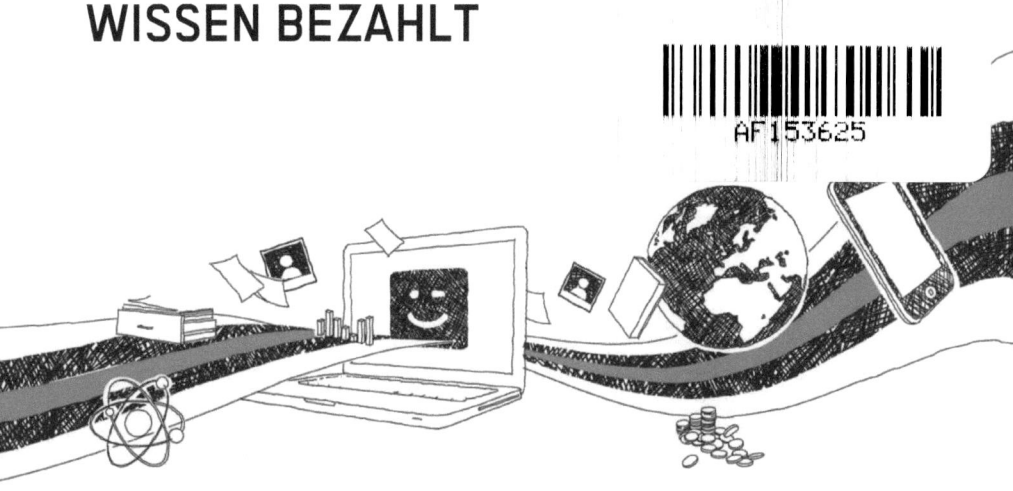

AF153625

- Wir veröffentlichen Ihre Hausarbeit,
  Bachelor- und Masterarbeit

- Ihr eigenes eBook und Buch -
  weltweit in allen wichtigen Shops

- Verdienen Sie an jedem Verkauf

Jetzt bei www.GRIN.com hochladen
und kostenlos publizieren

GRIN ☺

Rechtliche Rahmenbedingungen im Gesundheitswesen. Die zwölf Teile des Sozialgesetzbuches (SGB)

Die klassische und neue Einteilung des Sozialrechts

Stephanie Krüger

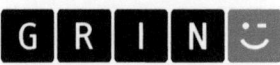

Bibliografische Information der Deutschen Nationalbibliothek:

Die Deutsche Nationalbibliothek verzeichnet diese Publikation in der Deutschen Nationalbibliografie; detaillierte bibliografische Daten sind im Internet über http://dnb.d-nb.de abrufbar.

ISBN: 9783346412263
Dieses Buch ist auch als E-Book erhältlich.

© GRIN Publishing GmbH
Nymphenburger Straße 86
80636 München

Alle Rechte vorbehalten

Druck und Bindung: Books on Demand GmbH, Norderstedt Germany
Gedruckt auf säurefreiem Papier aus verantwortungsvollen Quellen

Das vorliegende Werk wurde sorgfältig erarbeitet. Dennoch übernehmen Autoren und Verlag für die Richtigkeit von Angaben, Hinweisen, Links und Ratschlägen sowie eventuelle Druckfehler keine Haftung.

Das Buch bei GRIN: https://www.grin.com/document/1011885

Rechtliche Rahmenbedingungen des Gesundheitswesens

Einsendeaufgabe
Alternative A

SRH Fernhochschule

Stephanie Krüger

Inhaltsverzeichnis

Abkürzungsverzeichnis

Tabellenverzeichnis

Die Bundesrepublik Deutschland ist ein Sozialstaat, dessen Sozialstaatlichkeit im Grundgesetz an zwei Stellen verankert ist. In Art. 20 Abs. 1 GG wird der soziale Bundesstaat gefordert. und in Art. 28 verankert.

Art. 20 GG (Grundgesetze für die Bundesrepublik Deutschland)

(1) Die Bundesrepublik Deutschland ist ein demokratischer und sozialer Bundesstaat.

In Art. 28 GG wird Deutschland als sozialer Rechtsstaat bezeichnet. Zudem wird hier das Sozialstaatsprinzip festgelegt.

Art. 28 GG (Grundgesetze für die Bundesrepublik Deutschland)

(1) Die verfassungsmäßige Ordnung in den Ländern muß den Grundsätzen des republikanischen, demokratischen und sozialen Rechtsstaates im Sinne dieses Grundgesetzes entsprechen. In den Ländern, Kreisen und Gemeinden muß das Volk eine Vertretung haben, die aus allgemeinen, unmittelbaren, freien, gleichen und geheimen Wahlen hervorgegangen ist. Bei Wahlen in Kreisen und Gemeinden sind auch Personen, die die Staatsangehörigkeit eines Mitgliedstaates der Europäischen Gemeinschaft besitzen, nach Maßgabe von Recht der Europäischen Gemeinschaft wahlberechtigt und wählbar. In Gemeinden kann an die Stelle einer gewählten Körperschaft die Gemeindeversammlung treten.

In einem Sozialstaat wird das Einkommen und Vermögen nicht nur nach marktwirtschaftlichen Prinzipien, sondern auch nach Bedürftigkeit und dem Ziel eines sozialen Ausgleichs verteilt. Mittels erhobener Steuern und Abgaben sollen die Ziele der sozialen Sicherheit sowie der sozialen Gerechtigkeit angestrebt werden. Ein wichtiger Bereich stellt dabei die Herstellung von Chancengleichheit aller Bürgerinnen und Bürger dar.[1]

---

[1] Vgl. Sächsische Landeszentrale für politische Bildung (2021)

Die Prinzipien des Rechtsstaates sind unveränderlich und zeitlich unbegrenzt gültig. Das Ziel der sozialen Gerechtigkeit lässt sich nicht endgültig definieren, da ihre Ausgestaltung von der wirtschaftlichen und sozialen Entwicklung sowie dem gesellschaftlichen Bewusstsein abhängt. Somit ist das Sozialstaatsprinzip dynamisch und verpflichtet den Gesetzgeber dazu, die Verhältnisse immer neu zu regeln.[2]

Das Sozialrecht ist ein Teilbereich des Verwaltungsrechts und damit des öffentlichen Rechts. Das Sozialrecht wird von dem Grundsatz der Sozialstaatlichkeit beherrscht. Aus dem Sozialstaatsprinzip ergibt sich, dass der Staat ein System der sozialen Sicherheit gewähren muss. Demnach regelt das Sozialrecht in erster Linie einen typischen Zweig der öffentlichen Leistungsverwaltung, dass im Sozialgesetzbuch I bis XII geregelt ist.[3]

Die zwölf Teile des Sozialgesetzbuches

Das SGB beinhaltet die Kodifikation des Sozialrechts in Deutschland. Ab dem Jahr 1969 wurden verschiedene Einzelgesetze zu einem Gesetzeswerk zusammengeschlossen und erweitert, um alle Bereiche des Sozialrechts abdecken zu können. Es beinhaltet insgesamt zwölf Bücher, die nach und nach dazu gekommen sind. Teilweise wurden sie aus anderen Büchern losgelöst oder zusammengefasst.[4] ?

Zurzeit ist das Recht der sozialen Sicherung noch in verschiedenen Gesetzen geregelt. Im SGB sind folgende Gesetze zusammengefasst:

SGB I	Allgemeiner Teil (01.01.1976)
SGB II	Grundsicherung für Arbeitsuchende (01.01.2005)
SGB III	Arbeitsförderung (01.01.1998)
SGB IV	Gemeinsame Vorschriften für die Sozialversicherung (01.01.1977)
SGB V	Gesetzliche Krankenversicherung (01.01.1989)
SGB VI	Gesetzliche Rentenversicherung (01.01.1992)

---

[2] Vgl. Pötzsch, H. (2009)
[3] Vgl. Gabler Wirtschaftslexikon (2017)
[4] Vgl. Reimbursement Institute (2021)

SGB VII	Gesetzliche Unfallversicherung (01.01.1996/1997)
SGB VIII	Kinder- und Jugendhilfe (01.01.1991)
SGB IX	Rehabilitation und Teilhabe behinderter Menschen (01.07.2001)
SGB X	Verwaltungsverfahren und Sozialdatenschutz (01.01.1980/1982)
SGB XI	Soziale Pflegeversicherung (01.01.1995/1996)
SGB XII	Sozialhilfe (01.01.2005)

Tabelle 1: Die Teile des SGB im Überblick

(Quelle: eigene Darstellung in Anlehnung an Wassmann, H., (2019), S. 16)

Regelungen der gesetzlichen Krankenversicherung sind zum Teil nicht nur im SGB V, sondern auch in der Reichsversicherungsordnung zu finden. Das SGB IX fasst das Rehabilitations- und das Schwerbehindertenrecht zusammen und gilt ebenso wie das SGB I, SGB IV und SGB X bereichsübergreifend.

Bis zu ihrer Einordnung in das SGB gelten die nachfolgenden Gesetzte mit den zu ihrer Ergänzung und Änderung erlassenen Gesetzte nach § 68 SGB I als besonderer Teil des SGB:

- das Bundesausbildungsförderungsgesetz
- die Reichsversicherungsordnung
- das Gesetz über die Alterssicherung der Landwirte
- das Zweite Gesetz über die Krankenversicherung der Landwirte
- das Bundesversorgungsgesetz, sowie andere Gesetze, insbesondere
  a) §§ 80 bis 83a des Soldatenversorgungsgesetzes,
  b) § 59 Absatz 1 des Bundesgrenzschutzgesetzes,
  c) § 47 des Zivildienstgesetzes,
  d) § 60 des Infektionsschutzgesetzes,
  e) §§ 4 und 5 des Häftlingshilfegesetzes,
  f) § 1 des Opferentschädigungsgesetzes,
  g) §§ 21 und 22 des Strafrechtlichen Rehabilitierungsgesetzes,
  h) §§ 3 und 4 des Verwaltungsrechtlichen Rehabilitierungsgesetzes, die entsprechende Anwendung der Leistungsvorschriften des Bundesversorgungsgesetzes vorsehen,
- das Gesetz über das Verwaltungsverfahren der Kriegsopferversorgung,

6

- das Bundeskindergeldgesetz
- das Wohngeldgesetz
- das Adoptionsvermittlungsgesetz
- das Unterhaltsvorschussgesetz
- der Erste, Zweite und Dritte Abschnitt des Bundeselterngeld- und Elternzeitgesetzes
- das Altersteilzeitgesetz
- der Fünfte Abschnitt des Schwangerschaftskonfliktgesetzes[5]

SGB I – Allgemeiner Teil

Das SGB I enthält allgemeine Vorschriften für das gesamte SGB und gliedert sich in vier Abschnitte. Im ersten Abschnitt werden die Aufgaben des Sozialgesetzbuches und die sozialen Rechte beschrieben.[6]

---

§ 1 SGB I (Aufgaben des Sozialgesetzbuches)

(1) Das Recht des Sozialgesetzbuchs soll zur Verwirklichung sozialer Gerechtigkeit und sozialer Sicherheit Sozialleistungen einschließlich sozialer und erzieherischer Hilfen gestalten. Es soll dazu beitragen,

- ein menschenwürdiges Dasein zu sichern,
- gleiche Voraussetzungen für die freie Entfaltung der Persönlichkeit, insbesondere auch für junge Menschen, zu schaffen,
- die Familie zu schützen und zu fördern,
- den Erwerb des Lebensunterhalts durch eine frei gewählte Tätigkeit zu ermöglichen und
- besondere Belastungen des Lebens, auch durch Hilfe zur Selbsthilfe, abzuwenden oder auszugleichen.

(2) Das Recht des Sozialgesetzbuchs soll auch dazu beitragen, daß die zur Erfüllung der in Absatz 1 genannten Aufgaben erforderlichen sozialen Dienste und Einrichtungen rechtzeitig und ausreichend zur Verfügung stehen

---

[5] Vgl. Wassmann, H. (2019), S. 16
[6] Vgl. SGB.info (2021)

Um die Aufgaben des Sozialrechts zu erfüllen, werden zugunsten des Bürgers gemäß § 2 SGB I entsprechende soziale Rechte definiert. § 2 Abs. 1 SGB I stellt eine Verbindung zwischen den in § 1 SGB I genannten Aufgaben des Sozialrechts und den in den §§ 3 bis 10 SGB I genannten sozialen Rechten dar.[7] Folgende soziale Rechte werden dort umschrieben:

- § 3 Bildungs- und Arbeitsförderung
  Bei Bedarf individuelle Förderung der Ausbildung, Beratung bei der Berufswahl, Förderung der beruflichen Weiterbildung, Hilfe bei der Arbeitsplatzsuche und -erhaltung und wirtschaftliche Sicherung bei Arbeitslosigkeit
- § 4 Sozialversicherung
  Zugang zur Sozialversicherung und Maßnahmen zum Schutz, Erhaltung und Besserung der Gesundheit und wirtschaftliche Sicherung
- § 5 Soziale Entschädigung bei Gesundheitsschäden
  Maßnahmen zur Erhaltung, Besserung und Wiederherstellung der Gesundheit und wirtschaftliche Versorgung bei erlittenem Gesundheitsschaden
- § 6 Minderung des Familienaufwands
  Minderung von wirtschaftlichen Belastungen bei Unterhalt für Kinder
- § 7 Zuschuss für eine angemessene Wohnung
  Bei Bedarf Zuschuss zur Miete
- § 8 Kinder- und Jugendhilfe
  Leistungen der öffentlichen Jugendhilfe, um die Entwicklung junger Menschen zu fördern und Erziehung in der Familie zu unterstützen
- § 9 Sozialhilfe
  Persönliche und wirtschaftliche Hilfe zur Teilnahme am Leben in der Gemeinschaft und zur Führung eines menschenwürdigen Lebens
- § 10 Teilhabe behinderter Menschen
  Hilfe, um den Arbeitsplatz zu sichern, Benachteiligungen entgegenzuwirken und Einschränkungen der Erwerbsfähigkeit zu vermeiden

---

[7] Vgl. Möller, R. (2019), S. 43

Diese sozialen Rechte sind keine eigenständigen Anspruchsgrundlagen, sondern haben vorrangig die Bedeutung sozialpolitischer Leitvorstellungen.[8]

Der zweite Abschnitt des SGB beschäftigt sich mit den Einweisungsvorschriften. Hier werden die in den einzelnen Sozialleistungsbereichen vorgesehenen Sozialleistungen vorgestellt und die zuständigen Leistungsträger bestimmt. Zudem werden die Rechte und Pflichten der Leistungsempfänger benannt. Sozialleistungen sind z.B. die Ausbildungs- und Arbeitsförderung, die Grundsicherung für Arbeitssuchende, Leistungen der gesetzlichen Kranken-, Unfall- und Rentenversicherung, der sozialen Pflegeversicherung und der Sozialhilfe.[9]

Im dritten Abschnitt werden die gemeinsamen Vorschriften, welche für alle Sozialleistungsbereiche des SGB gelten, zusammengefasst. Die allgemeinen Grundsätze informieren über den Geltungsbereich sowie Rechte und Pflichten. Bei den Grundsätzen des Leistungsrechts werden die allgemeinen Grundsätze über Vorschüsse, Verzinsung, Verjährung, der Aufrechnung bzw. Verrechnung oder Überleitung von Ansprüchen auf Sozialleistungsträger geregelt. Die Mitwirkung von Leistungsberechtigten beschreibt die Eigenbeteiligung und Mithilfe des Leistungsnehmers.[10]

Der vierte Abschnitt enthält Übergangs- und Schlussvorschriften, wie z.B. Überleitungsvorschriften zum Verjährungsrecht oder zur Übertragung, Verpfändung und Pfändung. Hier ist auch der besondere Teil des Gesetzbuches festgelegt.

SGB II – Grundsicherung für Arbeitssuchende

Das SGB II regelt die Grundsicherung für Arbeitssuchende in Deutschland. Mit ihr ist eine einheitliche Leistung für alle erwerbsfähigen erwachsenen Personen geschaffen worden, die aufgrund einer fehlenden Arbeit oder eines nicht ausreichenden Arbeitseinkommens hilfebedürftig sind. Die Grundsicherung soll es Leistungsberechtigten ermöglichen, ein Leben zu führen, das der Würde des

---

[8] Vgl. Rechtslexikon (2013)
[9] Vgl. Rechtslexikon (2021)
[10] Vgl. Bundesrechtsanwaltskammer (2020)

Menschen entspricht.[11] Das SGB II teilt sich in elf Kapitel. Das erste Kapitel „Fördern und Fordern" bezieht sich auf die Aufgabe und Ziele der Grundsicherung für Arbeitsuchende, die Leistungsgrundsätze und -formen sowie die Träger und zugelassene kommunale Träger der Grundsicherung für Arbeitsuchende.

---

§ 1 SGB II (Aufgaben der Grundsicherung für Arbeitsuchende)

(1) Die Grundsicherung für Arbeitsuchende soll es Leistungsberechtigten ermöglichen, ein Leben zu führen, das der Würde des Menschen entspricht.

(2) Die Grundsicherung für Arbeitsuchende soll die Eigenverantwortung von erwerbsfähigen Leistungsberechtigten und Personen, die mit ihnen in einer Bedarfsgemeinschaft leben, stärken und dazu beitragen, dass sie ihren Lebensunterhalt unabhängig von der Grundsicherung aus eigenen Mitteln und Kräften bestreiten können. Sie soll erwerbsfähige Leistungsberechtigte bei der Aufnahme oder Beibehaltung einer Erwerbstätigkeit unterstützen und den Lebensunterhalt sichern, soweit sie ihn nicht auf andere Weise bestreiten können.

Kapitel 2 beschäftigt sich mit den Anspruchsvoraussetzungen, d.h. hier wird konkret festgelegt, wer unter welchen Voraussetzungen Anspruch auf Leistungen hat, während Kapitel 3 die Leistungen zur Eingliederung in Arbeit und zur Sicherung des Lebensunterhalts konkretisiert. Hierzu gehören z.B. das Arbeitslosengeld II, das Sozialgeld und Leistungen für Bildung und Teilhabe. Auch Sanktionen für Pflichtverletzungen werden hier bestimmt. Kapitel 4 enthält gemeinsame Vorschriften für Leistungen. Hier sind die Zuständigkeiten und das Verfahren geregelt. Kapitel 5 bis 11 beinhalten Bestimmungen über die Finanzierung und die Aufsicht über die zugelassenen kommunalen Träger, die Datenerhebung, -verarbeitung und -nutzung sowie die Datenschutzrechtliche Verantwortung, die Statistik und Forschung, Mitwirkungspflichten, Straf- und Bußgeldvorschriften, die Bekämpfung von Leistungsmissbrauch und Übergangs- und Schlussvorschriften.

---

[11] Vgl. SGB.info (2021)

Das SGB III umfasst sämtliche Leistungen und Maßnahmen zur Arbeitsförderung und bildet damit die Grundlage für die Arbeit der Bundesagentur für Arbeit und der Arbeitsagenturen. Die Arbeitsförderung soll im Rahmen der Sozial-, Wirtschafts- und Finanzpolitik dazu beitragen, einen möglichst hohen Stand der Beschäftigten zu erreichen, zu erhalten und die Struktur der Beschäftigung ständig zu verbessern.[12]

---

§ 1 SGB III (Ziele der Arbeitsförderung)

(1) Die Arbeitsförderung soll dem Entstehen von Arbeitslosigkeit entgegenwirken, die Dauer der Arbeitslosigkeit verkürzen und den Ausgleich von Angebot und Nachfrage auf dem Ausbildungs- und Arbeitsmarkt unterstützen. Dabei ist insbesondere durch die Verbesserung der individuellen Beschäftigungsfähigkeit Langzeitarbeitslosigkeit zu vermeiden. [...] Die Arbeitsförderung soll dazu beitragen, dass ein hoher Beschäftigungsstand erreicht und die Beschäftigungsstruktur ständig verbessert wird. [...].

(2) Die Leistungen der Arbeitsförderung sollen insbesondere

1. die Transparenz auf dem Ausbildungs- und Arbeitsmarkt erhöhen, die berufliche und regionale Mobilität unterstützen und die zügige Besetzung offener Stellen ermöglichen,

2. die individuelle Beschäftigungsfähigkeit durch Erhalt und Ausbau von Fertigkeiten, Kenntnissen und Fähigkeiten fördern,

3. unterwertiger Beschäftigung entgegenwirken und

4. die berufliche Situation von Frauen verbessern, indem sie auf die Beseitigung bestehender Nachteile sowie auf die Überwindung eines geschlechtsspezifisch geprägten Ausbildungs- und Arbeitsmarktes hinwirken und Frauen mindestens entsprechend ihrem Anteil an den Arbeitslosen und ihrer relativen Betroffenheit von Arbeitslosigkeit gefördert werden

(3) Die Bundesregierung soll mit der Bundesagentur zur Durchführung der Arbeitsförderung Rahmenziele vereinbaren. [...]

Es enthält Regelungen zur Arbeitslosenversicherung und die Leistungen zur Teilhabe behinderter Menschen am Arbeitsleben. Die Leistungen werden in die Bereiche Leistungen an Arbeitnehmer, Leistungen an Arbeitgeber und Leistungen an Träger

---

[12] Vgl. Wassmann, H. (2019), S. 39

unterteilt. [13] Zudem wird das SGB III durch weitere Gesetze wie das Arbeitnehmerüberlassungsgesetz oder das Gesetz zur Bekämpfung der illegalen Beschäftigung ergänzt.[14]

Kapitel zwei regelt die Versicherungspflicht, während in Kapitel drei die Leistungen der aktiven Arbeitsförderung aufgeführt werden. Zu den Leistungen der aktiven Arbeitsförderung gehören: die Berufsberatung und -orientierung, die Arbeitsmarktberatung, die Vermittlung von Arbeits- und Ausbildungssuchenden, die Förderung aus dem Vermittlungsbudget, Maßnahmen zur Aktivierung und berufliche Wiedereingliederung, die Probebeschäftigung und Arbeitshilfe für behinderte Menschen, Berufsorientierungsmaßnahmen, die Berufseinstiegsbegleitung, berufsvorbereitende Bildungsmaßnahmen, die Berufsausbildungsbeihilfe, Zuschüsse zur Berufsausbildung behinderter Menschen, Ausbildungsbegleitende Hilfen, die außerbetriebliche Berufsausbildung, die berufliche Weiterbildung, der Eingliederungs- und Gründungszuschuss, das Kurzarbeiter- und Saison-Kurzarbeitergeld, die Transfergesellschaft und das Transferkurzarbeitergeld, Leistungen zur Teilhabe am Arbeitsleben sowie das Übergangs- und Ausbildungsgeld. Des Weiteren gehört das Arbeitslosen- und Insolvenzgeld, welche in Kapitel vier thematisiert werden, zu den Leistungen der Arbeitsförderungen.[15]

Des Weiteren existieren folgende Kapitel, welche hier nur kurz erläutert werden:

5. Kapitel	Zulassung von Trägern und die Maßnahmen
6. Kapitel	Weggefallen
7. Kapitel	Aufgaben der Bundesagentur für Arbeit
8. Kapitel	Pflichten im Leistungsverfahren, Schadensersatz bei Pflichtverletzung, Ver- und Anordnungsermächtigung
9. Kapitel	Gemeinsame Vorschriften für Leistungen
10. Kapitel	Finanzierung
11. Kapitel	Organisation und Datenschutz
12. Kapitel	Bußgeldvorschriften
13. Kapitel	Sonderregelungen

Tabelle 2: Die Kapitel des SGB III

(Quelle: eigene Darstellung)

---

[13] Vgl. Servicestelle SGB II (2021)
[14] Vgl. Wassmann, H. (2019), S. 39
[15] Vgl. SGB (2016), S. 104 ff.

Das SGB IV regelt keinen eigenen Leistungsbereich, sondern enthält gemeinsame, für die gesamte Sozialversicherung geltende Bestimmungen, auf die zurückzugreifen sind, wenn die Gesetzbücher über die einzelnen Sozialversicherungszweige keine speziellen Regelungen enthalten. Diese Bestimmungen beziehen sich auf den sachlichen, räumlichen und personellen Geltungsbereich des Sozialversicherungsrechts, auf die Begründung eines Sozialversicherungsverhältnisses zwischen Sozialversicherungsträger und Versichertem, auf die Organisation der Sozialversicherungsträger und auf das Beitrags- und das Leistungsrecht in der Sozialversicherung.[16] Diese Vorschriften gelten gemäß § 1 SGB IV für die gesetzliche Kranken-, Unfall- und Rentenversicherung einschließlich der Alterssicherung der Landwirte, die soziale Pflegeversicherung und zum Teil auch für die Arbeitsförderung. Der erste Abschnitt des SGB IV informiert über Grundsätze und Begriffsbestimmungen, wozu die Bestimmung des sachlichen, persönlichen und räumlichen Geltungsbereichs, die Festlegung des versicherten Personenkreises, des Beschäftigungsverhältnisses und der Einkommensverrechnung und die Information über die Sozialversicherungsnummer sowie die Erhebung, Verarbeitung und Nutzung der Versicherungsnummer gehören. Die Abschnitte zwei bis neun regeln die Leistungen und Beiträge, die Meldepflicht des Arbeitgebers sowie die Gesamtsozialversicherungsbeiträge, beziehen sich auf die Träger der Sozialversicherung sowie deren Aufgaben und Verwaltungsaufbau und geben Informationen über die Arten von Versicherungsbehörden, die Übermittlung und Verarbeitung von elektronischen Daten in der Sozialversicherung, die Aufbewahrung von Unterlagen, Bußgeldvorschriften und Übergangsvorschriften.

SGB V – Gesetzliche Krankenversicherung

Das SGB V regelt die Organisation und Zuständigkeit der gesetzlichen Krankenkassen sowie den Umfang des Leistungsanspruchs der Versicherten. Gemäß § 1 SGB V hat die gesetzliche Krankenkasse die Aufgabe, die Gesundheit der Versicherten zu

---

[16] Vgl. SGB (2016), S. XXX

erhalten, wiederherzustellen oder ihren Gesundheitszustand zu bessern. Da die Krankenversicherung eine Solidargemeinschaft ist, sollen alle Versicherten ungeachtet der finanziellen Leistungsfähigkeit des Einzelnen die gleichen erforderlichen Leistungen für die Erhaltung, Wiederherstellung und Besserung des Gesundheitszustandes erhalten. Hervorgehoben wird aber auch die Eigenverantwortung und die Stärkung des Versicherten für seine Gesundheit. [17] Im Einzelnen regelt das SGB V, wer in der GKV versichert ist und wie die finanziellen Mittel für die GKV aufgebracht werden. Außerdem wird bestimmt, welche Leistungen die Krankenversicherung zur Prävention und Gesundheitsförderung, bei Krankheit und zur Rehabilitation erbringt, wie die rechtlichen und wirtschaftlichen Beziehungen zwischen den Krankenversicherungen und den Leistungserbringern ausgestaltet sind und wie die Krankenversicherungen im Rahmen ihrer traditionellen Selbstverwaltung organisiert sind. [18]

SGB VI – Gesetzliche Rentenversicherung

Das SGB VI beinhaltet das Recht der gesetzlichen Rentenversicherung und dient der sozialen Sicherung im Alter, bei Erwerbsminderung und Tod. Es ersetzt die rentenversicherungsrechtlichen Vorschriften der Reichsversicherungsordnung, des Angestelltenversicherungsgesetzes und des Reichsknappschaftsgesetzes. Es beinhaltet Aspekte des Versicherungs-, Beitrags- und leistungsrechts sowie organisatorische Regelungen der gesetzlichen Krankenversicherung. Das erste Kapitel bestimmt den versicherten Personenkreis und beinhaltet die Grundsätze für die Versicherungspflicht, die Versicherungsfreiheit und Sondertatbestände. Im zweiten Kapitel werden die Leistungen der gesetzlichen Rentenversicherung, ihre Voraussetzungen, ihre Berechnungen sowie Beginn und Ende der Leistungen bestimmt. Des Weiteren enthält es Regelungen für den Bezug der Leistungen im Ausland. Das dritte Kapitel regelt die Grundlagen der Organisation und Zuständigkeiten der gesetzlichen Rentenversicherung, die Besonderheiten für knappschaftliche und seemännische Betriebe und Grundsätze des Datenschutzes und der Datensicherheit. Im vierten Kapitel wird die Finanzierung geregelt. Es enthält

---

[17] Vgl. SGB V (2016), S. XXXIII
[18] Vgl. SGB V (2016), S. 398 ff.

Grundsätze des Umlage- und Beitragsverfahrens, der Höhe der Beiträge, Zahlungs- und Berechnungsverfahren sowie Grundsätze der Nachversicherung in der Rentenversicherung. Im fünften Kapitel werden Sonderregelungen festgelegt, während das sechste Kapitel die Bußvorschriften regelt.[19]

SGB VII – Gesetzliche Unfallversicherung

Das SGB VII enthält die rechtlichen Grundlagen für die gesetzliche Unfallversicherung. Die gesetzliche Unfallversicherung soll helfen, Arbeitsunfälle und Berufskrankheiten zu verhindern (Prävention), sie soll im Falle des Eintritts von Versicherungsfällen die Leistungsfähigkeit der Versicherten wiederherstellen (Rehabilitation) und den Versicherten und ihren Hinterbliebenen bei bleibenden Schäden einen finanziellen Ausgleich leisten (Entschädigung).[20] Darin enthalten sind die Regelungen für die Berufsgenossenschaften und die Unfallkassen der öffentlichen Hand, ebenso wie Regelungen zur Verhütung und finanziellen Entschädigung von Arbeitsunfällen und Berufskrankheiten, zur medizinischen, beruflichen und sozialen Rehabilitation von Versicherten und zur Organisation der Unfallversicherungsträger. Es bestimmt, unter welchen Voraussetzungen Unternehmer, Kollegen oder Dritte für Arbeitsunfälle haften, wann ein Versicherungsfall eintritt, und enthält zudem spezielle Vorschriften für den Datenschutz.[21]

SGB VIII – Kinder- und Jugendhilfe

Das SGB VIII dient der Förderung der Entwicklung junger Menschen sowie zur Unterstützung und Ergänzung der Erziehung in der Familie. Es enthält die Aufgaben und Leistungen von freien und öffentlichen Trägern der Jugendhilfe. Die Jugendarbeit, Kinder- und Jugendschutz, Beratung in Trennungs- und Scheidungsangelegenheiten, Kindertageseinrichtungen und Hilfen zur Erziehung sind die wesentlichen Regelungsbereiche.[22]

---

[19] Vgl. Jabben, J. (2020)
[20] Vgl. SGB V (2016), S. XL
[21] Vgl. SGB (2016), S. 1179 ff.
[22] Vgl. SGB.info (2021)

§ 1 SGB VIII (Recht auf Erziehung, Elternverantwortung, Jugendhilfe)

(1) Jeder junge Mensch hat ein Recht auf Förderung seiner Entwicklung und auf Erziehung zu einer eigenverantwortlichen und gemeinschaftsfähigen Persönlichkeit

(2) Pflege und Erziehung der Kinder sind das natürliche Recht der und die zuvörderst ihnen obliegende Pflicht. Über ihre Bestätigung wacht die staatliche Gemeinschaft

(3) Jugendhilfe soll zur Verwirklichung des Rechts nach Absatz 1 insbesondere

1. junge Menschen in ihrer individuellen und sozialen Entwicklung fördern und dazu beitragen, Benachteiligungen zu vermeiden oder abzubauen,

2. Eltern und andere Erziehungsberechtigte bei der Erziehung beraten und unterstützen,

3. Kinder und Jugendliche vor Gefahren für ihr Wohl schützen,

4. dazu beitragen, positive Lebensbedingungen für junge Menschen und ihre Familien sowie eine kinder- und familienfreundliche Umwelt zu erhalten oder zu schaffen.

Das SGB VIII beinhaltet Bestimmungen über die Leistungen der Jugendhilfe, welche in § 2 Abs. 2 SGB VIII aufgeführt werden.

§ 2 Abs. 2 SGB VIII (Aufgaben der Jugendhilfe)

(2) Leistungen der Jugendhilfe sind:

1. Angebote der Jugendarbeit, der Jugendsozialarbeit und des erzieherischen Kinder- und Jugendschutzes (§§ 11 bis 14),

2. Angebote zur Förderung der Erziehung in der Familie (§§ 16 bis 21),

3. Angebote zur Förderung von Kindern in Tageseinrichtungen und in Tagespflege (§§ 22 bis 25),

4. Hilfe zur Erziehung und ergänzende Leistungen (§§ 27 bis 35, 36, 37, 39, 40),

5. Hilfe für seelisch behinderte Kinder und Jugendliche und ergänzende Leistungen (§§ 35a bis 37, 39, 40),

6. Hilfe für junge Volljährige und Nachbetreuung (§ 41).

Des Weiteren enthält es Bestimmungen über die Träger der öffentlichen Jugendhilfe, die Zusammenarbeit mit der freien Jugendhilfe und ehrenamtlichen Tätigkeiten, die Gesamtverantwortung sowie Jugendhilfeplanung sowie die Aufgaben der Länder und des Bundes und regelt die Zuständigkeiten, Kostenerstattung und die Kostenbeteiligung.[23]

SGB IX – Rehabilitation und Teilhabe behinderter Menschen

Das SGB IX regelt die Rehabilitation und Teilhabe behinderter Menschen. Ziel ist die Selbstbestimmung und gleichberechtigte Teilhabe behinderter Menschen am Leben in der Gesellschaft und im Arbeitsleben und die Eingliederung sowie Gleichstellung schwer behinderter Menschen. Es beschränkt sich dabei auf das Sozial- und Arbeitsrecht.[24] Zur Teilhabe werden Leistungen zur medizinischen Rehabilitation, zur Teilhabe am Arbeitsleben, zur Teilhabe am Leben in der Gesellschaft und unterhaltssichernde und andere ergänzende Leistungen erbracht.[25]

SGB X – Verwaltungsverfahren und Sozialdatenschutz

Das SGB X ist das Verwaltungsverfahrensrecht für das Sozialrecht. Es enthält drei Arten von Vorschriften: Verfahrensregelungen, Regelungen zum Schutz der Sozialdaten und Regelungen über die Zusammenarbeit und die Erstattung. Es soll im Sozialrecht ein Behördenhandeln nach einheitlichen Maßstäben sicherstellen.[26] Das SGB X ist in vier Kapitel unterteilt. Das erste Kapitel regelt das sozialrechtliche Verwaltungsverfahren. Es legt fest, welche Rechte die Verfahrensbeteiligten haben, nach welchen Grundsätzen die Behörden und Sozialleistungsträger vorzugehen haben und welche Fristen und Termine einzuhalten sind. Zusätzlich regelt es die Amtshilfe, Kosten, Vollstreckung und den öffentlich-rechtlichen Vertrag und beschreibt die Anforderungen an rechtmäßige Verwaltungsakte sowie die Konsequenzen von rechtswidrigen Verwaltungsakten. Das zweite Kapitel thematisiert den Schutz der Sozialdaten. Hier werden die Voraussetzungen, unter denen Sozialdaten erhoben, gespeichert, verarbeitet, übermittelt und gelöscht werden dürfen, bestimmt. Im dritten

---

[23] Vgl. SGB (2016), S. 1304 ff.
[24] Vgl. SGB (2016), S. XLVI
[25] Vgl. § 5 SGB IX
[26] Vgl. SGB (2016), S. XLVIII

Kapitel sind die Rechtsbeziehungen der Sozialleistungsträger untereinander und zu Dritten geregelt. Das vierte Kapitel enthält Übergangsvorschriften. [27]

SGB XI – Soziale Pflegeversicherung

Das SGB XI enthält Vorschriften für die soziale Pflegeversicherung, welche das Ziel verfolgen, Pflegebedürftigen Hilfe zu leisten, die wegen der Schwere der Pflegebedürftigkeit auf solidarische Unterstützung angewiesen sind. Es bildet die Grundlage der Finanzierung von langfristig auftretenden Pflegebedürfnissen in der stationären und ambulanten Pflege. [28] Es enthält allgemeine Vorschriften und Bestimmungen über die Organisation, die Finanzierung, den leistungsberechtigten sowie versicherungspflichtigen Personenkreis, den Datenschutz und der Qualitätssicherung. Zudem enthält es Regelungen zu den Leistungen bei häuslicher, teil- und vollstationärer Pflege sowie Leistungen für Pflegepersonen und Versicherte mit erheblichem Betreuungsbedarf. Außerdem regelt es die Beziehungen der Pflegekassen zu dem Leistungserbringer, die Pflegevergütung und die private Pflegeversicherung. [29]

SGB XII - Sozialhilfe

Das SGB XII beinhaltet die Sozialhilfe und regelt die individuelle Betreuung und Hilfe für den Einzelnen im Falle seiner Bedürftigkeit durch Leistungen der Sozialhilfe. [30] Aufgabe der Sozialhilfe ist es, den Leistungsberechtigten die Führung eines Lebens zu ermöglichen, das der Würde des Menschen entspricht, allerdings ist die Sozialhilfe nur das letzte Mittel und gegenüber anderen Ansprüchen subsidiär, da nach § 2 SGB II keiner Sozialhilfe erhält, wer sich durch Einsatz seiner Arbeitskraft, seines Einkommens und seines Vermögens selbst helfen kann oder wer die erforderliche Leistung von anderen, insbesondere von Angehörigen oder von Trägern anderer Sozialleistungen, erhält. [31] [32] Es enthält Bestimmungen zu den Leistungen der

---

[27] Vgl. SGB (2016), S. 1470 ff.
[28] Vgl. SGB (2016), S. LI
[29] Vgl. SGB (2016), S. 1539 ff.
[30] Vgl. SGB.info (2021)
[31] Vgl. §1 SGB XII
[32] Vgl. SGB (2016), S. LV

Sozialhilfe, den Einsatz des Einkommens und des Vermögens, enthält Verfahrensbestimmungen und Übergangsbestimmungen und regelt die Kosten sowie die Zuständigkeit der Träger.

---

§ 8 SGB XII (Leistungen der Sozialhilfe)

Die Sozialhilfe umfasst:
1. Hilfe zum Lebensunterhalt (§§ 27 bis 40)
2. Grundsicherung im Alter und bei Erwerbsminderung (§§ 41 bis 46b)
3. Hilfen zur Gesundheit (§§ 47 bis 52)
4. Eingliederungshilfe für behinderte Menschen (§§ 53 bis 60)
5. Hilfe zur Pflege (§§ 61 bis 66)
6. Hilfe zur Überwindung besonderer sozialer Schwierigkeiten (§§ 67 bis 69)
7. Hilfe in anderen Lebenslagen (§§ 70 bis 74)
Sowie die jeweils gebotene Beratung und Unterstützung.

Die Einteilung des Sozialrechts

Das Sozialrecht hat drei historische Wurzeln, die im 19. Jahrhundert ihre maßgebliche Gestalt gefunden haben. Die Fürsorge für die Armen war seit dem Mittelalter Sache kirchlicher und privater Wohltätigkeit, doch entwickelte man allmählich die Hilfen für die Armen weiter, bis 1961 das Bundessozialhilfegesetz in Kraft trat. Die kollektive Selbsthilfe durch Sozialversicherung geht bis ins Mittelalter zurück. Auch diese durchlief im 19. und 20. Jahrhundert mehrere Entwicklungsphasen, in der verschiedene Gesetze und Versicherungen entstanden und der Kreis der versicherten Personen immer mehr ausgedehnt wurde. Die dritte historische Wurzel ist die Versorgung für die Staatsdiener, deren Unterscheidung in Zivil- oder Militärdienst bis heute bestand hat. Die dritte Entwicklung der Versorgung betraf die Kriegsopfer. Heute ist die soziale Sicherung der Beamten, Richter und Soldaten sowie die Entschädigung von Kriegspersonenschäden in diversen Gesetzen geregelt.[33]

---

[33] Vgl. Zacher, H. F. (1985), S. 16

Aus den drei historischen Wurzeln der sozialen Sicherheit ist die Dreiteilung des deutschen Sozialleistungsrechts entstanden. Der klassische Systematisierungsversuch knüpft an ein Verständnis für Leistungsvoraussetzungen an. Sozialleistungen können einseitig, gegenleistungsabhängig, konkret-individuell oder typisierend-abstrakt sein. Demnach wird das Sozialleistungssystem in die Bereiche Fürsorge, Versorgung und Sozialversicherung systematisiert.[34]

	Konkret	Abstrakt
Einseitig	Soziale Fürsorge	Soziale Versorgung
gegenleistungsabhängig	Sozialversicherung	

Tabelle 3: Die klassische Einteilung des Sozialrechts
(Quelle: eigene Darstellung in Anlehnung an Möller, R. (2019), S. 40)

Die Sozialversicherung sichert bestimmte Risiken wie Krankheit, Alter oder Unfall ab. Durch die Entrichtung von Beiträgen wird für den künftigen, nicht im einzelnen Fall, aber in seiner Gesamtheit vorraussehbaren Bedarf, Vorsorge getroffen. Der Anspruch des Einzelnen entsteht bei Eintritt des Versicherungsfalles unabhängig von einer individuellen Bedürftigkeit. Die Sozialversicherung folg der Struktur nach demselben Vorsorgeprinzip wie die Versicherung auf privatrechtlicher Grundlage.[35]

Die Versorgung ist in der traditionellen Einteilung wenig aussagekräftig. Sie erfasst einseitige staatliche, aus dem Steuereinkommen finanzierte Leistungen, die für einen typischen Bedarf nach bestimmten Regeln ohne Rücksicht auf eine individuelle Notlage erbracht werden. Man unterschiedet in Allgemein- und Sonderversorgung. Bei der Allgemeinversorgung, z.B. die Versorgung mit Kindergeld, spielen Einkommen und Vermögen des Leistungsempfängers grundsätzlich keine Rolle. Die Sonderversorgung dagegen entschädigt für die Allgemeinheit erbrachte oder von der Allgemeinheit verursachte besondere Opfer. Hierzu gehört z.B. die Kriegsopferversorgung, die sozialrechtliche Entschädigung für Impfschäden und die

---

[34] Vgl. Möller, R. (2019), S. 39
[35] Vgl. Waltermann, R. (2020), S. 78

Entschädigung der Opfer von Gewalttaten.[36] Die Fürsorge bezweckt die Herstellung und Gewährleistung eines Existenzminimums. Sie wird aus dem Steuereinkommen finanziert und erfolgt nur, wenn der Einzelne auch bedürftig ist. Sie orientiert sich folglich am individuellen Bedarf und ist nur subsidiär anwendbar. Sie kommt erst zum Zug, wenn alle Versuche der Fremd- oder Selbsthilfe, auch private Hilfeleistungen nicht erfolgen oder nicht ausreichend sind.[37]

Die neuere Einteilung in Vorsorge, Entschädigung, soziale Hilfe und Förderung

Die Einteilung in Vorsorge, Entschädigung sowie soziale Hilfe und Förderung stellt die Funktion der jeweiligen Sozialleistungen in den Vordergrund.[38] Die Zuordnung der sozialrechtlichen Regelungen zu einer der vier Kategorien erfolgt nach Leistungsgrund, Institutionen, Leistungsinhalt und Träger. Der Leistungsgrund bezeichnet den Leistungszweck, die Institution kennzeichnet den Leistungszweig. Der Leistungsinhalt wird in typisierend-abstrakt oder individuell-konkret unterschieden und der Träger wird danach differenziert, ob er über ein Sondervermögen mit eigener Abgabenhoheit verfügt oder aus dem Steueraufkommen finanziert wird und Staat oder Gemeinde ist.

	Leistungsgrund	Institution	Leistungs-inhalt	Träger
Vorsorge	Eintritt soziales Risiko	Renten-, Kranken-, Pflege-, Unfall- und Arbeitslosen-versicherung	Abstrakt	Sonder-vermögen
Entschädi-gung	Ausgleich von Sonderopfer für Allgemeinheit	Versorgungsverwaltung, unechte Unfallversicherung	Abstrakt	Staat
Förderung	Chancengleichheit	Familienleistungsausgleich, Ausbildungs- und Arbeits-förderung	Abstrakt	Staat
Hilfe	Sicherung des Existenzminimums	Sozialhilfe, Jugendhilfe, Grundsicherung, Unterhaltsvorschuss	Konkret	Staat und Gemeinde

Tabelle 4: Die neue Einteilung des Sozialrechts

(Quelle: eigene Darstellung in Anlehnung an Möller, R. (2019), S. 40)

---

[36] Vgl. Waltermann, R. (2020), S. 78
[37] Vgl. wuecampus (2021)
[38] Vgl. Möller, R. (2019), S. 40

Die soziale Vorsorge deckt sich im Wesentlichen mit der Sozialversicherung nach dem klassischen Schema. Soziale Vorsorgesysteme zielen darauf ab, einen abgegrenzten Personenkreis gegen soziale Risiken, wie Krankheit, Mutterschaft, Arbeitsunfall, Alter, Invalidität, Tod, Unterhaltspflichtiger, Arbeitslosigkeit und Pflegebedürftigkeit abzusichern. Die kollektive Versorgung beruht im Wesentlichen auf den Beiträgen der Versicherten.

Die soziale Entschädigung dient der Sicherung gegen schädigende Ereignisse, gegen die eine Vorsorge nicht möglich ist und die im Verantwortungsbereich der Allgemeinheit liegt, wie z.B. Krieg, Katastrophen oder lebensrettendes Eintreten für andere. Hierzu gehört das Recht der Kriegsopferversorgung, die Entschädigung für Impfschäden und der Opfer von Gewalttaten, die Entschädigungstatbestände der unechten Unfallversicherung oder das Recht der Wiedergutmachung nationalsozialistischen Unrechts.

Soziale Hilfe und Förderung als sozialer Ausgleich bezwecken die Gewährleistung einer menschenwürdigen sozialen Existenz oder die Angleichung der sozialen Entfaltungsmöglichkeiten des Einzelnen an seine Bedürfnisse, insbesondere an gesellschaftliche Standards. Zu den besonderen Hilfs- und Förderungssystemen gehören das Recht der Ausbildungs- und Berufsförderung, das Wohngeldrecht, das Kindergeldrecht und das Recht der Jugendhilfe. Das allgemeine Hilfs- und Förderungssystem ist ein subsidiäres System. Die Entfaltungshilfen haben das Ziel einer größeren Chancengleichheit und gehören der sozialen Förderung an. Das Basissystem der Sozialhilfe fällt unter dem Aspekt der Hilfe.[39]

Gegenüberstellung der klassischen und neuen Einteilung

Die klassische Einteilung des Sozialrechts in die Bereiche Sozialversicherung, soziale Versorgung und soziale Fürsorge wird überwiegend als nicht mehr zeitgemäß betrachtet, da sie der Ausgestaltung des heutigen Sozialrechts nicht mehr gerecht wird und moderne Sozialrechtsgesetze nicht mehr abbilden kann. Das sind z.B. das Wohngeldrecht, Ausbildungsförderung oder der Familienlastenausgleich. Die

---

[39] Vgl. Waltermann, R. (2020), S. 79

Bezeichnungen Versicherung, Versorgung und Fürsorge sind mehrdeutig und sprachlich missglückt, so ist Versorgung auch die Beamtenversorgung und der Begriff Fürsorge verursacht die Objektstellung des Empfängers. Deshalb wurde mit dem SGB eine neue Systematisierung in die Kategorien Vorsorgesysteme, Entschädigungssysteme, Hilfe und Förderung vorgenommen. [40] Mit dieser Kategorisierung können alle modernen Sozialleistungssysteme erfasst werden, der Nachteil ist allerdings, dass auch hier vorrangig von der Leistungsseite aus gedacht wird. [41]

Herausforderungen hinsichtlich der aktuellen sozialen Gesetzgebung

Aufgrund einer Reihe von tiefgreifenden Veränderungen und Entwicklungen, deren Wirkung sich noch in den nächsten Jahren verschärfen werden, steht der Sozialstaat vor unterschiedlichen Herausforderungen.

Der demographische Wandel gehört zu einen dieser Veränderungen. Aufgrund einer umfassenden Analyse der demographischen Veränderung und ihrer Folgen ist von folgenden miteinander verknüpften Trends auszugehen:

- Die Geburtenrate (Fertilität) bleibt auf einem niedrigen Niveau, gleichzeitig nimmt die Lebenserwartung zu
- eine zahlenmäßig kleinere Bevölkerung wird zu einer abnehmenden Bevölkerungsdichte mit starken regionalen Unterschieden führen
- die Verschiebungen in der Altersstruktur der Bevölkerung sind voraussichtlich stärker als vielfach angenommen.
- immer weniger junge Menschen stehen immer mehr älteren Menschen gegenüber, das Durchschnittsalter der erwerbsfähigen Bevölkerung und der Gesamtbevölkerung nehmen deutlich zu

Dies wirkt sich in den verschiedenen Bereichen des Sozialstaates aus. Der Generationsvertrag droht instabil zu werden, da vor allem bei geringem Wirtschaftswachstum und hoher Arbeitslosigkeit das Gleichgewicht zwischen beitrags-

---

[40] Vgl. Eichenhofer, E. (), S. 10
[41] Vgl. Möller, R. (2019), S. 40

und steuerzahlenden Erwerbspersonen und den Rentnern gestört wird. Wegen den unterschiedlichen Belastungen bzw. Leistungen entstehen neue politische Konfliktzonen zwischen Jungen und Alten sowie familiären und nicht-familiären Lebensformen, die zu neuem Handlungsbedarf führen und den Sparbestrebungen entgegenlaufen. Die gesellschaftlich notwendige Arbeit muss künftig von einem kleineren Erwerbspotenzial bewältigt werden, was die Belastungen durch erhöhte Sozialversicherungsbeiträge verstärkt. Allerdings steigt die Nachfrage nach Arbeitskräften, was die Zahl der Arbeitslosigkeit erheblich verringert und dementsprechend Kosten senkt. Da ältere Menschen durchschnittlich mehr Leistungen beanspruchen, aber geringere Beiträge zur Krankenversicherung gezahlt werden, kommt es zum Ungleichgewicht zwischen der Einnahmen- und Ausgabenseite der gesetzlichen Krankenversicherung, was das Gesundheitssystem unter einem hohen Kostendruck stellt. Zudem ist mit einer wachsenden Bedeutung sozialer Dienste wegen der Zunahme von chronischer Erkrankung, Behinderung und Pflegebedürftigkeit zu rechnen.

Soziokulturelle Herausforderungen beruhen vor allem auf der Pluralisierung und Individualisierung der Familienstrukturen und kleinräumigen Gemeinschaften. Die Leistungen der informellen Wohlfahrtsproduktion in Familie und Nachbarschaft nehmen massiv ab und "großflächige" staatliche Maßnahmen, die sich auf größere Bevölkerungsgruppen mit ähnlichen sozialen Problemen richten, allein sind nicht mehr ausreichend. Dadurch scheinen die normativen Fundamente des Wohlfahrtsstaates, die auf Solidaritätsbereitschaft, Gerechtigkeitssinn und Gemeinwohlorientierung gebaut sind, ins Wanken zu geraten.

Die Benachteiligung von Frauen und die Auswirkungen auf das Geschlechterverhältnis wird zunehmend kritisiert. Es fehlen eine ausreichende öffentliche Infrastruktur (z.B. Kindergartenplätze) und entsprechende Arbeitsplätze für Frauen, was umso wichtiger wird, je mehr Frauen infolge der Veränderungen der Sozial- und Wertestrukturen auf den Arbeitsmarkt drängen und dort auch gebraucht werden. Hier geht es um alleinerziehende Mütter, Bildungsungleichheit und Migration.

Als politisch-ökonomische Besonderheit kommen die Folgelasten der deutschen Wiedervereinigung hinzu. Umfangreiche Transferleistungen, die über Steuern und vor allem Sozialversicherungsbeiträge finanziert sind und die wirtschaftliche Struktur- und Wachstumsschwäche in den neuen Bundesländern verursacht ein Ungleichgewicht zwischen Einnahmen und Ausgaben.[42]

Fazit

Der Sozialstaat gehört zu den tief verankerten Elementen der modernen westlichen Gesellschaften. Er vermittelt zwischen Demokratie und Kapitalismus und trägt zur Funktionsfähigkeit fast aller Lebensbereiche und Teilsysteme bei. Die sozialstaatlichen Arrangements sind abhängig von den jeweils herrschenden ökonomischen, politischen und soziokulturellen Rahmenbedingungen, wodurch die Kontinuität des deutschen Sozialstaates zum Problem wird. Es droht eine Nichtübereinstimmung von sozialen Problemen und sozialstaatlichen Institutionen sowie politischen Lösungsstrategien und Instrumenten. Etablierte Arrangements werden veralten, daher ist ein Ausbau der etablierten Leistungen und Interventionsmuster nicht mehr ausreichend, sondern bedürfen einer grundlegenden Reform und Ergänzung um neue Elemente.[43]

---

[42] Vgl. Schmid, J. (2012)
[43] Vgl. Schmid, J. (2012)

Eichenhofer, Eberhard (2017): Sozialrecht. 10. Aufl. Tübingen: Mohr Siebeck.

Eichenhofer, Eberhard (2019): Sozialrecht. 11. Aufl. Tübingen: Mohr Siebeck.

Möller, Ralf (2019): Finanzierung und Organisation des Sozialstaates. 1. Aufl. Wiesbaden: Springer Fachmedien Wiesbaden.

Waltermann, Raimund (2020): Sozialrecht. 14. Aufl. Heidelberg: C. F. Müller.

Wassmann, Herbert (2019): Recht der sozialen Sicherung. Riedlingen: SRH Fernhochschule.

Zacher, Hans F. (1985): Einführung in das Sozialrecht der Bundesrepublik Deutschland. 3. Aufl. Heidelberg: R.V. Decker & C.F. Müller.

Bundesrechtsanwaltskammer (2020): Sozialgesetzbuch - Erstes Buch (SGB I) - Allgemeiner Teil. Information des Ausschusses Sozialrecht der BRAK - Stand Juli 2020. Online verfügbar unter https://brak.de/w/files/01_ueber_die_brak/aus-der-arbeit-der-ausschuesse/as-sozialrecht/sgb-i-allgemeiner-teil.pdf.

Gabler Wirtschaftslexikon (2017): Definition: Sozialrecht. Hg. v. Gabler Wirtschaftslexikon. Online verfügbar unter https://wirtschaftslexikon.gabler.de/definition/sozialrecht-51998, zuletzt aktualisiert am 30.11.2017, zuletzt geprüft am 20.03.2021.

Jabben, Jürgen (2020): Sozialgesetzbuch VI. Hg. v. socialnet. - Das Netz für die Sozialwirtschaft, zuletzt aktualisiert am 06.02.2020, zuletzt geprüft am 12.03.2021.

Pötzsch, Horst (2009): Sozialstaat. In: *Bundeszentrale für politische Bildung*, 15.12.2009. Online verfügbar unter https://www.bpb.de/politik/grundfragen/deutsche-demokratie/39302/sozialstaat, zuletzt geprüft am 20.03.2021.

Rechtslexikon (2013): Einweisungsvorschriften. Online verfügbar unter http://www.rechtslexikon.net/d/einweisungsvorschriften/einweisungsvorschriften.htm, zuletzt aktualisiert am 23.12.2013, zuletzt geprüft am 05.03.2021.

Rechtslexikon (2013): Soziale Rechte - Rechtslexikon. Online verfügbar unter http://www.rechtslexikon.net/d/soziale-rechte/soziale-rechte.htm, zuletzt aktualisiert am 23.12.2013, zuletzt geprüft am 20.03.2021.

Sächsische Landeszentrale für politische Bildung (2021): Sozialstaat. Online verfügbar unter https://www.slpb.de/themen/staat-und-recht/politische-theorie/sozialstaat, zuletzt aktualisiert am 20.03.2021, zuletzt geprüft am 20.03.2021.

Schmid, Josef (2012): Probleme und Zukunftsperspektiven des Sozialstaates. Online verfügbar unter https://www.bpb.de/politik/grundfragen/deutsche-verhaeltnisse-eine-sozialkunde/138845/probleme-und-zukunftsperspektiven-des-sozialstaates, zuletzt aktualisiert am 31.05.2012, zuletzt geprüft am 20.03.2021.

Servicestelle SGB II (2021): SGB II - Rechtliche Grundlagen. Online verfügbar unter https://www.sgb2.info/DE/SGB2/Rechtliche-Grundlagen/rechtliche-grundlagen-artikel.html, zuletzt aktualisiert am 05.03.2021, zuletzt geprüft am 05.03.2021.

SGB Info (2021): SGB - Sozialgesetzbuch. Online verfügbar unter https://www.sgb.info/, zuletzt aktualisiert am 04.03.2021, zuletzt geprüft am 04.03.2021.

wuecampus (2021): Grundsätzliches zum Sozialrecht. 4. Untergliederung des Sozialrechts. Online verfügbar unter https://wuecampus2.uni-wuerzburg.de/moodle/mod/book/view.php?id=694388&chapterid=7203, zuletzt aktualisiert am 17.03.2021, zuletzt geprüft am 17.03.2021.

Siebtes Buch Sozialgesetzbuch. gesetzliche Unfallversicherung. vom 7. August 1996.

Sozialgesetzbuch. Einführung III. Die Bücher des SGB.

Sozialgesetzbuch (SGB) Achtes Buch (VIII). Kinder- und Jugendhilfe. in der Fassung der Bekanntmachung vom 11. September 2012.

Sozialgesetzbuch (SGB) Drittes Buch (III). Arbeitsförderung. vom 24. März 1997.

Sozialgesetzbuch (SGB) Elftes Buch (XI). Soziale Pflegeversicherung. vom 26. Mai 1994.

Sozialgesetzbuch (SGB) Erstes Buch (I). Allgemeiner Teil. vom 11. Dezember 1975.

Sozialgesetzbuch (SGB) Fünftes Buch (V). Gesetzliche Krankenversicherung. vom 20.Dezember 1988.

Sozialgesetzbuch (SGB) Neuntes Buch (IX). Rehabilitation und Teilhabe behinderter Menschen. vom 19. Juni 2001.

Sozialgesetzbuch (SGB) Sechstes Buch (VI). Gesetzliche Rentenversicherung. in der Fassung der Bekanntmachung vom 19. Februar 2002.

Sozialgesetzbuch (SGB) Zweites Buch (II). Grundsicherung für Arbeitssuchende. in der Fassung der Bekanntmachung vom 13. Mai 2011.

Sozialgesetzbuch (SGB) Zwölftes Buch (XII). Sozialhilfe. vom 27. Dezember 2003.

Viertes Buch Sozialgesetzbuch. Gemeinsame Vorschriften für die Sozialversicherung (SGB IV). in der Fassung der Bekanntmachung vom 12. November 2009.

Zehntes Buch Sozialgesetzbuch. Sozialverwaltungsverfahren und Sozialdatenschutz (SGB X). in der Fassung der Bekanntmachung vom 18. Januar 2001.

BEI GRIN MACHT SICH IHR WISSEN BEZAHLT

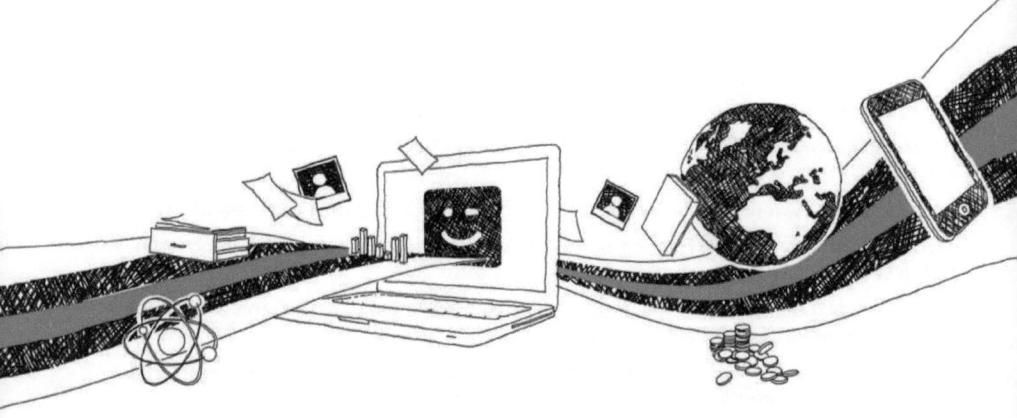

- Wir veröffentlichen Ihre Hausarbeit,
  Bachelor- und Masterarbeit

- Ihr eigenes eBook und Buch -
  weltweit in allen wichtigen Shops

- Verdienen Sie an jedem Verkauf

Jetzt bei www.GRIN.com hochladen
und kostenlos publizieren

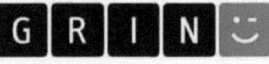